DE L'EMPLOI
DU
MASSAGE THÉRAPEUTIQUE
ET DE LA
GYMNASTIQUE MÉDICALE SUÉDOISE

(NOTICE A L'USAGE DES GENS DU MONDE)

Par le Docteur JUVENTIN
Lauréat de l'Académie de Médecine

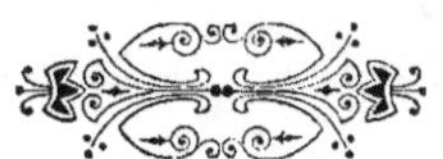

NICE
TYPOGRAPHIE, LITHOGRAPHIE & PAPETERIE J. VENTRE ET Ce
Rue de la Préfecture, 6 et place de la Préfecture, 1

1891

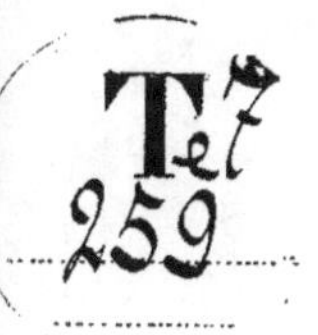

DE L'EMPLOI DU MASSAGE THÉRAPEUTIQUE

DE L'EMPLOI

DU

MASSAGE THÉRAPEUTIQUE

ET DE LA

GYMNASTIQUE MÉDICALE SUÉDOISE

(NOTICE A L'USAGE DES GENS DU MONDE)

Par le Docteur JUVENTIN
Lauréat de l'Académie de Médecine

NICE
TYPOGRAPHIE, LITHOGRAPHIE & PAPETERIE J. VENTRE ET C°
Rue de la Préfecture, 6 et place de la Préfecture, 1

1891

DE L'EMPLOI

DU

MASSAGE THÉRAPEUTIQUE

ET DE

La Gymnastique Médicale Suédoise

Cette courte notice sur le **Massage thérapeutique et la gymnastique médicale Suédoise,** a pour but de faire connaître ce nouveau mode de traitement, malheureusement trop peu employé en France, quoique en grande faveur parmi les nations voisines, où elle obtient des succès inespérés et des cures merveilleuses ; elle s'adresse principalement à ceux qui souffrent et qui cherchent un soulagement à leurs douleurs et la guérison de certaines maladies.

Ce traitement, dont la pratique se perd, chez tous les peuples, dans les âges les plus reculés, est tombé en désuétude et en discrédit parce qu'il manquait de méthode scientifique et de précision ; de plus, l'ignorance de l'anatomie, de la physiologie et de la pathologie chez ceux qui l'appliquaient, occasionnaient de vrais désastres et des malheurs irréparables, au lieu d'obtenir des résultats efficaces, s'il eut été pratiqué par un érudit et une main bien dirigée. Un empirique ou un rebouteur peut avoir des succès, mais ce sera par hasard, sans savoir ce qu'il fait, ni pourquoi il le fait, comme une poule aveugle finit toujours par attraper un grain, selon l'expression de Berghman.

Loin de moi l'idée de préconiser cette méthode à l'exclusion de toute autre ; ce n'est pas une panacée universelle, un remède à tous les maux, mais elle a ses cas très précis, où elle triomphe avec une sûreté remarquable. « Elle comporte des adjuvants qu'il est bon d'utiliser pour faciliter son action ou pour la compléter. Toutes les fois qu'on a affaire, par exemple, à une affection rhumotoïde, la médication thermale est indiquée ; dans ce cas le massage est un auxiliaire d'un traitement général ; il est dirigé seulement contre certaines déterminations morbides. S'il a été essayé le premier et s'il a atteint son but, il faut conseiller quand même aux malades le traitement général, lui seul pourra prévenir les récidives. » (G. Norström, *Traité du Massage, 1891).*

Le **Massage thérapeutique et la Gymnastique Suédoise** n'ont aucun rapport avec la gymnastique Française et le massage qui se pratique souvent à la fin des exercices corporels ou dans les salles de bains. Dans ces établissements, on va faire des tours de force, ou se faire masser après une douche, lorsqu'on est *bien* *portant ;* tandis que le massage thérapeutique et la gymnastique suédoise ne sont appliqués qu'aux *malades*. L'un est le massage hygiénique et de propreté, l'autre est une méthode de thérapeutique.

Gymnastique suédoise et massage paraissent être deux choses différentes. Ce serait une erreur de croire cela ; ils ne font qu'un seul et même mode de traitement. Le massage est la gymnastique passive, sans mouvements ; la gymnastique proprement dite comprend la médication par les mouvements (cinésithérapie). Celle-ci se divise en mouvements actifs et passifs, le malade faisant des efforts musculaires auxquels le médecin doit résister et vice-versa.

L'action physiologique du massage sur l'organisme est très nette. Une expérience qui se fait journellement et que peuvent répéter mes lecteurs et lectrices servira à le démontrer ; elle consiste à se fatiguer le bras en soulevant de terre un poids un peu lourd ; lorsque l'effort musculaire ne peut plus agir, on frictionne légèrement ce bras, dans le sens du courant veineux, pendant quatre ou cinq minutes et on est tout surpris de pouvoir recommencer immédiatement, en soulevant un poids encore plus lourd et plus longtemps. On a même, dit-on, proposé d'adopter dans l'armée ce mode de délassement pour récupérer de nouvelles forces, afin de supporter des marches forcées considérables en diminuant la fatigue (!).

Selon le mode opératoire, les effets sont différents : un *effleurage* ou friction très légère, décongestionne et anestésie la partie en préparant la tolérance d'une pression plus forte. Un *tapotement* de courte durée excite les contractions musculaires et concentre une plus grande vitalité dans la partie massée, en amenant un afflux sanguin plus considérable ; en le prolongeant, il se produit une congestion. D'après l'expérience de Goltz, si on pratique ce tapotement, sur le ventre, pendant un temps long, on congestionne celui-ci au détriment des parties extrêmes, au point de produire une syncope.

On peut actionner l'état général tout entier en agissant sur un certain groupe de muscles, et, par des mouvements spéciaux ou un massage spécial, on décongestionne ou congestionne les organes selon l'endroit du corps où il est pratiqué et le mode opératoire.

Si l'on agit sur une partie du corps ou sur un organe, on remarquera, après une courte séance, que cette partie pâlit, et qu'il se produit, par conséquent, une contraction des vaisseaux sanguins. Si cette excitation se prolonge, le contraire a lieu, il y a congestion, dilatation des vaisseaux, rougeur et chaleur. C'est un phénomène d'action reflexe.

De même, en faisant des tapotements de peu de durée sur la région cardiaque, c'est-à-dire en massant les nerfs qui ont une relation avec le nerf vague, on augmente de beaucoup les pulsations artérielles. Zabludowski a remarqué que le pouls chez l'animal sur lequel il expérimentait, montait de 26 à 64 pulsations.

Ces quelques faits montrent qu'on peut agir sur le fluide sanguin et sur sa distribution dans les organes. On peut donc obtenir une nutrition plus ou moins active ou une décongestion en l'appelant dans des parties éloignées.

Le massage produit une diffusion des éléments hétérogènes (expériences de Mosengeil), il agit sur les vaisseaux absorbants et active l'élimination des produits morbides.

Je n'entrerai pas dans la description du manuel opératoire, c'est l'affaire du médecin. Je dirai seulement qu'en gymnastique il y a des *mouvements actifs, passifs* et à *résistance ;* dans le massage, des manipulations diverses, appropriées à chaque maladie.

Le médecin, instruit de l'action physiologique du massage et des mouvements, doit en tirer une conséquence pratique et mettre à profit pour ses malades ce que l'expérimentation lui a appris, sous peine de laisser nuls et improductifs des phénomènes d'une valeur thérapeutique de premier ordre.

Je vais faire connaître les affections que l'on traite habituellement avec succès par le massage et la gymnastique suédoise. Cette notice ne pouvant comporter une description pour chaque cas, je me bornerai à une simple énumération afin que le malade puisse se guider et connaître ce qu'il peut attendre de cette méthode de traitement. Je suivrai l'ordre suivant : appareil de la locomotion, de la respiration, de la circulation, de la digestion, du système nerveux, de la parturition et de quelques affections générales.

Affections articulaires. — En première ligne l'*entorse*. Voici ce que dit Mezger dont la renommée est universelle : « Une entorse simple, en général, est guérie après deux ou trois frictions. Dans les entorses plus compliquées, le pronostic est différent. S'il y a des déchirures vasculaires accompagnées d'extravasations sanguines dans les tissus, cette circonstance ne constitue pas une difficulté ; la douleur et le gonflement disparaissent. Après six ou sept séances, le malade est presque toujours guéri ; s'il y a une ecchimose elle s'en va d'elle-même, car le sang épanché se résorbe peu à peu comme d'habitude. » *(De Behandeling van distorsio o pedis met Frictien. Amsterdam 1868).*

Je ferai remarquer qu'il n'est jamais besoin d'immobiliser le membre dans l'entorse ; une simple bande roulée, peu serrée, suffit au début, entre les séances de massage qui doivent avoir lieu deux fois par jour, pour celles qui sont compliquées. Quand la guérison est obtenue, elle est *complète* et *définitive*. Bien autre est, dans la pratique de la chirurgie, la manière d'agir : on défend au malade tout mouvement, on enveloppe même l'articulation d'un appareil inamovible et on le laisse dans cet état. — Qu'arrive-t-il alors ? La douleur et le gonflement persistent, l'articulation s'enkylose ou se raidit par le manque d'exercice et la formation de fausses membranes, les muscles s'atrophient et une parésie survient, ou bien il est rare qu'au moindre faux pas, après la *guérison*, le patient ne pousse un cri de douleur ressentie à cette articulation, tandis qu'avec le massage la douleur disparaît très promptement, le gonflement suit de près, l'ecchymose aussi, la déchirure des ligaments péri-articulaires, s'il y en a, se cicatrise ensuite ; les mouvements passifs, faits avec précaution, ne sont jamais interrompus et il ne se produit ni raideur articulaire, ni fausse enkylose, par conséquent pas d'atrophie musculaire.

Combien d'entrepreneurs de travaux, de grandes compagnies, d'assurances contre les accidents, etc., etc., n'auraient pas eu à payer de nombreuses journées d'incapacité de travail et même de pensions, si leurs employés avaient pu être traités par le massage.

Je dois signaler que mon condisciple et ami, M. le Docteur Paul Reclus, n'emprisonne plus pour un temps long l'articulation ; il la serre dans une bande élastique, qui fait une compression permanente et il l'enlève deux fois par jour. — C'est un acheminement à se passer de l'immobilité. — Il ajoute, du reste, le massage et les bains chauds à ce mode de traitement.

Je tiendrai le même langage à propos des *luxations*. Faire cesser la contraction musculaire en enlevant la douleur et le gonflement est déjà une opération à moitié faite.

Dans ce cas, comme dans d'autres, il existe des contre-indications, que je ne puis indiquer dans ce court aperçu, mais que le médecin sait observer.

Le massage est tout indiqué dans les *affections*

inflammatoires des articulations. Il n'y a pas longtemps que les médecins et les chirurgiens qui nous enseignaient, ordonnaient l'immobilité et tous, ensuite, la pratiquaient. « En présence d'idées aussi arrêtées, il fallait un certain courage pour se poser en réformateur, pour manipuler un genou, lorsque les accidents inflammatoires étaient en pleine activité ; pour ordonner de marcher à des personnes qui pouvaient à peine le faire, lorsque leurs médecins étaient disposés à regarder cette pratique comme téméraire et à en attendre d'irréparables malheurs ; Mezger a eu ce courage. N'eût-il fait que cela, nous devrions le regarder comme un initiateur et lui accorder la première place parmi les défenseurs et les vulgarisateurs du massage. Il fallait que sa conviction fut bien profonde et que les faits fussent bien démonstratifs..... » (Nörstrom, *Traité du Massage, 1891*).

Les *arthrites aigües* et *chroniques* sont guéries rapidement par le massage qui donne des résultats plus certains que ceux obtenus avec les autres méthodes chirurgicales habituelles.

L'*enkylose* et l'*hydarthrose* peuvent être modifiées avec avantage.

Les fausses enkyloses, ou *raideurs articulaires* sont presque toutes guéries par le redressement forcé et le massage ; on peut toujours en attendre, du moins, une grande amélioration.

Massage dans les fractures. La guérison, qui est

la conséquence ordinaire, a lieu *sans immobiliser* le membre. Voici comment s'exprime M. le Docteur Paul Reclus, déjà cité plus haut : « Le massage n'est plus un procédé d'exception, il est applicable peu ou prou à la plupart des fractures et tend à devenir une méthode générale dont il faut chercher, non les indications, mais les contre-indications, celles-ci ne sont pas nombreuses : On aura recours au massage, sauf dans le cas où la fracture est ouverte, où la peau, ulcérée, est recouverte de phlyctènes, où la mobilité et la tendance au déplacement sont telles qu'un appareil solide est nécessaire. Encore massage et mobilisation ne seront-ils que retardés et dès que la fracture ouverte s'est cicatrisée, que les téguments ont repris leur épiderme protecteur, dès que le cal est d'une résistance suffisante, on se hâtera de masser et de mobiliser... Cette méthode modifie heureusement le pronostic des fractures, dont le traitement autrefois trop immobilisateur, laissait après lui un membre enraidi, impotent, douloureux, infiltré par l'œdème, prédisposé aux éruptions cutanées et envahi par les ulcères ; grâce au massage et à la mobilisation précoce, la guérison est maintenant plus sûre, plus rapide et plus complète. » *Gazette de Médecine et de Chirurgie*. Janvier 1890).

Après une parole aussi autorisée, je puis me dispenser d'ajouter d'autres arguments.

Ce n'est que par le massage et la gymnastique que l'on peut rectifier la *scoliose*, ou dos contourné. Mais il est de toute nécessité de se soumettre, encore jeune, au traitement, sinon il n'y a plus d'espoir de guérison quand la personne atteint 17 à 19 ans. Cette affection passe le plus souvent inaperçue, car les couturières et les tailleurs, savent, par la coupe ou la ouate de leur vêtement, cacher les défauts de conformation du corps. Je conseille aux pères et mères de famille d'examiner attentivement le dos de leurs enfants, ils pourraient bien trouver une épaule plus haute que l'autre, le buste un peu contourné ainsi que le sillon vertébral : c'est une scoliose. Dans ce cas le massage et la gymnastique viendront à leur secours.

L'inflammation des muscles ou *myosite aiguë* est rare. La *myosite chronique* avec les irradiations douloureuses et les contractures qu'elle occasionne, sont fréquentes. Elle se guérit très bien par le massage, malgré la longueur du traitement qui peut durer deux ou trois mois. Il faut que le malade possède alors une foi aussi robuste dans l'heureuse terminaison que son médecin et une patience non moins grande.

Les myosites chroniques peuvent affecter tous les muscles ; elles gagnent de proche en proche en augmentant de volume et emprisonnent quelquefois les nerfs voisins. Elles forment des indurations qui siègent aux insertions et dans le corps des muscles.

Au cou elles constituent le *torticolis* qui est très souvent suivi de *céphalalgie frontale* du côté affecté, dûe à l'emprisonnement du nerf voisin, qui se relie aux nerfs frontaux. Ces sortes de céphalalgies, appelées à tort *migraines,* sont traitées avec plein succès par le massage.

La crampe des écrivains est très améliorée et souvent guérie par ce traitement.

Les myosites chroniques affectant certains muscles de la cuisse peuvent faire croire à une *sciatique,* les symptômes sont les mêmes, mais la cause est différente ; elles peuvent occasionner des troubles fonctionnels importants : des contractures, des atrophies et empêcher la marche. Le massage et la gymnastique triomphent de tout cela, mais, je le répète, il faut, de la part du malade : confiance et patience.

Dans les maladies de l'*appareil de la respiration* le massage et la gymnastique suédoise sont très efficaces : ils augmentent l'ampleur de la cage thoracique, développent les poumons et donnent une musculature plus forte. Ce traitement est surtout utile pour les jeunes personnes qui ont grandi rapidement en restant minces, avec une poitrine étroite, susceptibles d'être un terrain très propice pour la *phtisie,* sans même avoir dans les antécédents rien de douteux. Ce traitement, régulièrement suivi, donne toujours d'excellents résultats.

J'ai dit, au début, que le massage agissait sur les vaisseaux absorbants et que les épanchements disparaissaient sous son action ; il trouve donc son application toute indiquée dans les *pleurésies essentielles.* On compte de nombreux succès.

J'ai dit, de même, qu'à l'aide de tapotements on

pouvait décongestionner un organe éloigné ; il faut donc les employer dans les *congestions cérébrales* ou *pulmonaires* et les *pneumonies franches*. Les premiers qui ont osé appliquer ce traitement et en assumer la responsabilité ont été taxés de fous, mais le succès obtenu leur a donné raison.

Dans la *bronchite chronique*, l'*asthme* et l'*emphysème*, le massage peut rendre des services.

Les *organes digestifs* subissent encore l'influence bienfaisante du massage et de la gymnastique :

La *dilatation de l'estomac*, cette maladie à la mode, si complétement décrite par mon maître et ami, M. le Dr Bouchard, (les nosographes lui donnent le nom de : « *maladie de Bouchard* »), s'amende beaucoup par l'application de cette méthode. Cette affection, d'une fréquence plus grande qu'on ne le supposerait tout d'abord, exige, pour se guérir, un régime alimentaire des plus sévères, très pénible à suivre, dont on ne saurait s'écarter, sous peine de perdre tout espoir de revenir à l'état de santé et d'une durée toujours très longue. Quelle est la volonté assez bien trempée pour ne pas faillir aux prescriptions du maître et ne pas se relâcher ou abandonner le traitement? Le massage et la gymnastique suédoise employés simultanément en abrègent la durée et permettent d'obtenir une guérison plus rapide. Ils donnent également d'excellents résultats dans les *dyspepsies* et les *gastralgies*.

Après l'entorse et la sciatique, le triomphe du massage est pour la *constipation*. Si aucune tumeur n'arrête le cours des matières, s'il n'y a aucun obstacle mécanique, la constipation se guérit très bien. Cette affection semble être le triste privilège du sexe féminin ; elle rend les digestions difficiles, la marche pénible, le caractère sombre et chagrin, la femme perd de son charme, de sa beauté et de sa fraîcheur. Par le massage les matières durcies sont triturées, rendues plus fluentes et poussées vers la sortie ; les muscles inactifs sont sollicités à la contraction ; la parésie et la paralysie partielle de l'intestin, causes très fréquentes de l'*obstruction intestinale,* cessent et les mouvements péristaltiques deviennent normaux. Alors que toute médication a échoué dans l'obstruction intestinale, le massage est indiqué, même in extremis et il est très rare qu'on n'obtienne pas de succès complet.

Les *hémorroïdes*, conséquence ordinaire de la constipation, sont améliorées et peuvent disparaître par l'enlèvement de la cause qui les produit.

Le massage, dans les *affections du système nerveux*, n'a pas le même résultat dans tous ses différents cas. Il est efficace dans la *neurasthénie* : « Le Dr Douglas Graham, de Boston, a particulièrement préconisé le massage contre cette maladie, surtout dans les cas où les médications les plus rationnelles ont échoué. Nous joindrons à cette autorité celle de Murrell, qui a publié d'intéressantes observations et, en France, celle de Dujardin-Beaumetz, cité par le Dr Oscar Jennings. » (Maximin Gilles, la *pratique du Massage*, 1890).

Dans l'*hystérie* et l'*atoxie locomotrice* le succès est moins certain, mais dans cette dernière on peut faire disparaître l'anestésie.

J'ai déjà parlé des *névralgies* à propos des myosites chroniques.

Les *affections de l'utérus* et de ses annexes subissent une modification salutaire par le massage, qui réussit dans la grande majorité des cas. Les *métrites parenchymateuses*, les *endométrites*, les *leucorrhées*, l'*aménorrhée*, la *dysménorrhée* et les *douleurs* s'irradiant dans les lombes, le bassin et les membres inférieurs, ainsi que le sentiment de tiraillement et de pesanteur, cessent sous l'influence du massage.

La *stérilité* même, fréquente dans les maladies anciennes de l'utérus, est souvent guérie, à la disparition de la métrite chronique, par le massage.

L'*embonpoint*, constitué par l'exagération du tissu graisseux et l'*obésité*, malgré sa nature diathésique, sont profondément modifiés et même guéris par un massage approprié. Mon excellent confrère, M. le Dr Desprez, médecin aux eaux de Brides-les-Bains (Savoie), obtient des cures remarquables par un traitement mixte, en associant les eaux de Brides au massage.

Dans le *rhumatisme* articulaire aigu, l'action du massage est assez nulle ; à l'état subaigu, il est très utile pour empêcher la raideur des articulations ; mais dans le *rhumatisme chronique* et *noueux*, son application y rend de grands services. Il faut alors l'associer à des mouvements passifs.

Le massage ayant un effet diurétique, peut s'appliquer à l'*œdème* qui se produit dans l'*albuminurie* et même faire disparaître cette dernière.

Etant reconnu que la gymnastique suédoise et le massage, associés à l'hydrothérapie, constituent une médication très tonique et très fortifiante, on l'emploie dans l'*anémie* et la *chlorose*, où, en effet, ils donnent des succès.

Je terminerai en disant que le massage de l'œil est indiqué dans certains cas *d'iritis* et de *kératites* et qu'on obtient de bons résultats. J'ai, à ce sujet, quelques observations personnelles où le succès a dépassé mon attente.

Il semble superflu, après cela, d'ajouter que le massage thérapeutique et la gymnastique médicale suédoise ne peuvent être pratiqués par des mains inhabiles et des gens sans instruction. Un docteur seul, sachant ce qu'il faut faire et ce qu'il fait, à cause de ses connaissances en anatomie, physiologie et pathologie, peut masser d'une manière efficace et sans danger.

En France, où les préjugés sont vivaces, on conserve encore une prévention contre le massage et on est porté à confondre le docteur, qui pratique le massage thérapeutique, avec un simple garçon de bain, qui frotte la peau ou malaxe les chairs. Ce que j'ai dit plus haut, sert à prouver l'erreur qu'il y aurait à persister dans cet opinion et de frapper de discrédit une méthode scientifique qui a ses formules et son procédé opératoire bien définis.

Parfaitement convaincu de l'efficacité de ce mode de traitement, qui a toujours donné d'excellents résultats, j'ai créé à NICE, 43, rue Cotta, UN INSTITUT DE MASSAGE THÉRAPEUTIQUE ET DE GYMNASTIQUE MÉDICALE SUÉDOISE. Je me suis adjoint un médecin gymnaste suédois, de l'Université de Stockholm. Tout le matériel, d'une grande simplicité, a été construit à Stockholm et peut servir à tous les cas. Nous comblons une lacune qui existait encore dans cette ville et avons la certitude d'être utiles à ceux qui souffrent tout en accomplissant un progrès.

INSTITUT

DE

MASSAGE THÉRAPEUTIQUE

ET DE

GYMNASTIQUE MÉDICALE SUÉDOISE

43, Rue Cotta, 43

NICE

www.ingramcontent.com/pod-product-compliance
Lightning Source LLC
LaVergne TN
LVHW050509160826
845677LV00003B/1022

9782329640310